AF454224

L'Iodo-Maïsine

et la

Médication Iodée

TROISIÈME ÉDITION

L'IODO-MAÏSINE

ET LA MÉDICATION IODÉE

I. — L'Iode.
Origine et rôle physiologique.

L'iode était considéré, il y a peu d'années encore, comme un corps simple, étranger à l'organisme, et qui n'avait que peu d'affinité pour la matière organisée.

Les recherches récentes d'Armand Gautier et Bourcet ont établi que l'iode était un constituant normal de l'organisme. Par cette découverte, l'importance de l'iode au point de vue physiologique, biologique et thérapeutique devenait considérable, et la médication iodée a vu grandir son intérêt.

La plupart des viscères et la chair musculaire renferment constamment de petites quantités d'iode. Mais c'est le corps thyroïde qui localise surtout la présence de cet élément. L'iode se trouve combiné dans cette glande indispensable sous la forme organique.

Baumann a isolé du corps thyroïde des animaux et de l'homme une combinaison albuminoïde iodée, « l'iodothyrine ». On admet que cette combinaison est elle-même un produit de décomposition d'une thyréoglobuline préexistant réellement dans l'organe vivant. Quoi qu'il en soit, en raison de l'importance des fonctions que remplit la glande thyroïde en physiologie normale, les composés organiques de l'iode ont acquis une grande importance.

A l'état normal, ce sont les aliments qui, par les petites quantités d'iode organique qu'ils contiennent, renouvellent ou entretiennent la provision d'iode de l'organisme humain. Si cette provision, pour une cause quelconque, diminue ou se tarit, la fonction de la glande thyroïde devient irrégulière, s'affaiblit ou s'annihile et de graves désordres organiques peuvent s'ensuivre.

II. — Mode d'action physiologique de l'Iode.

La connaissance de ces faits physiologiques et biochimiques a permis de pénétrer plus avant dans l'étude *thérapeutique* de l'iode et de ses composés.

Médecins, pharmacologues et chimistes se sont attachés à déterminer les formes chimiques les plus actives ou les plus inoffensives sous lesquelles on devait présenter ce médicament à l'organisme.

Les recherches de Lortat-Jacob (Thèse inaugurale de la Faculté de Paris) ont démontré que l'iode avait une action physiologique dont le processus était remarquable : L'iode a la plus vive affinité pour le tissu lymphoïde et les lymphocytes.

Lortat-Jacob, avec la collaboration de H. Labbé, a ensuite déterminé, quantitativement, les localisations de l'iode dans les divers tissus ou viscères de l'organisme sous l'influence de l'absorption de ce métalloïde, par les voies digestive, intraveineuse ou sous-cutanée.

La rate, le corps thyroïde et les organes lymphoïdes, en général, sont les organes de prédilection pour la fixation de l'iode. Cet élément peut atteindre, dans les organes que l'on vient de citer, un coefficient d'accumulation remarquable.

Les mêmes auteurs ont poussé plus loin leurs recherches sur la localisation de l'iode et ils ont rangé les principaux tissus et viscères dans leur ordre d'électivité pour ce métalloïde.

Cette électivité, fait remarquable, dépend, pour une large part, de la forme chimique de la combinaison iodée.

A ce point de vue on a étudié les effets des plus importantes parmi les combinaisons iodées pouvant être employées à un usage thérapeutique.

A côté de l'iodure de potassium dont les remarquables effets curatifs et thérapeutiques sont connus depuis longtemps et ne sont pas contestables ; à côté de l'iode métalloïdique lui-même, trop irritant pour être employé sous cette forme simple, ce sont principalement les effets des corps gras iodés et des dérivés iodés de nature ou d'origine albuminoïde qui ont été soumis au contrôle d'une série de recherches approfondies.

Depuis un certain nombre d'années, la conviction de mieux en mieux établie que l'iode est un médicament curatif de premier ordre, un modificateur puissant de certaines fonctions vitales, a poussé les médecins à utiliser des combinaisons iodées plus aisément maniables, plus actives aussi à petite dose que les iodures alcalins, exemptes enfin des inconvénients fondamentaux de ces derniers sels.

C'est ainsi qu'aux iodures on a tenté de substituer des corps gras fortement iodés. Si les huiles iodées sont d'une faible toxicité, leurs propriétés physiques et chimiques les rendent malheureusement peu solubles dans les humeurs de l'organisme; inactives, à brève échéance, on ne peut guère les employer que pour saturer pendant longtemps l'humorisme d'un individu par une faible quantité d'iode constamment renouvelée. Des déterminations précises ont montré que l'élimination de l'iode introduit sous forme d'huiles iodées pouvait durer plusieurs mois. Avec les huiles iodées, le médecin ne peut à volonté interrompre, puis reprendre la médication iodée. Il n'est pas maître de ses armes sur le terrain pathologique.

On a cherché également si les groupements moléculaires amidés les plus simples qui entrent dans la constitution des protéines des tissus ne pourraient être de bons vecteurs thérapeutiques de l'iode. Les faibles molécules jouissent malheureusement d'une action toxique marquée. L'iodoglycocolle n'échappe pas à la règle et sa toxicité est comparable à celle de l'iodure de potassium. Il n'y a donc aucun avantage et il peut y avoir des inconvénients à substituer l'emploi de ce produit à celui des iodures alcalins.

Dans un autre ordre d'idées, un grand nombre d'auteurs se sont inspirés des découvertes de Baumann. On les a rapprochées du fait connu depuis longtemps que certaines plantes marines, comme les éponges, le groupe des algues, certains mollusques, polypes, fucus et laminaires, certaines végétations d'eau douce comme les cressons et le nasturtium officinale, employées fréquemment dans un but curatif, contiennent de grandes quantités d'iode organique combiné.

La forme sous laquelle cet iode est combiné est de nature albuminoïde. A côté de l'iodothyrine de

Baumann, Drechsel a isolé l'acide gorgoiodique
de la gorgona Cavolonii. M. Hundeshagen a tiré
de l'éponge un corps spécifique iodé, l'iodospongine.

Ces divers corps iodés, comme l'iodothyrine,
l'iodospongine, etc., constituent des curiosités de
laboratoire, mais ne peuvent servir pratiquement
à la cure thérapeutique par l'iode. On a cherché
à reproduire des combinaisons iodées du même
genre. Les recherches de Henge, qui ont établi
l'identité de l'acide iodogorgoïque naturel avec
la diiodotyrosine inactive de synthèse, ont défini-
tivement légitimé l'emploi thérapeutique des corps
iodiques albuminoïdes reproduits artificiellement.
La synthèse artificielle des corps iodés devait, en
effet, pour qu'on puisse les utiliser dans la pratique, les priver des propriétés dangereuses que l'é-
tude pharmacologique de certains d'entre eux a
fait connaître. L'iodothyrine de Baumann, entre
autres, outre sa rareté et la difficulté de son ex-
traction, jouit de propriétés toxiques extrêmement
développées.

Le professeur Pouchet a mis en évidence, par
de nombreux et suggestifs tracés, l'action éminem-
ment toxique et dangereuse de différents composés iodés *naturels* lorsqu'on les introduit en
quantité minime dans la circulation.

Cette action se manifeste par une hypotension
énergique, une diminution d'énergie considérable
dans les contractions cardiaques, une chute pro-
fonde de la tension artérielle, une vive accélé-
ration cardiaque. La baisse continue de la pression
va généralement jusqu'à la mort, et une dose très
faible est suffisante pour amener ces effets toxiques.

Au contraire, les physiologistes et les médecins qui ont conjugué l'iode et les composés albu-

minoïdes en vue d'une utilisation thérapeutique
ont obtenu des combinaisons dont l'action se
rapproche des effets physiologiques et pharmacodynamiques si remarquables de l'iode, de l'iodure
de potassium et de la médication iodée végétale.
Mais leur coefficient de toxicité est bien moindre
et leur puissance d'action plus considérable.

C'est ainsi que, successivement, Blum, Hopkins,
Lépinois, Liebreich, Hofmeister, Vauble, Kungeff,
Oswald s'efforcèrent de combiner l'iode aux
diverses albumines, comme l'albumine des œufs,
du sérum, de la caséïne, du lait, etc.

Ces corps, dont quelques-uns furent utilisés
dans la pratique médicale et donnèrent des résultats intéressants, étaient, ou trop instables ou
trop impurs, pour constituer des formes défini‑
tives d'ingestion de l'iode organique. Le principe
de la médication iodée albuminoïde n'en était pas
moins admis comme était vérifiée l'activité des
combinaisons organiques de l'iode.

Les produits iodés, ainsi obtenus par action de
l'iode sur les albumines, constituent, en réalité, un
mélange de diverses combinaisons, et non une
seule entité chimique.

Oswald et Schmidt se sont aperçus, en effet,
qu'en faisant réagir l'iode sur une molécule aussi
complexe que celle d'une albumine, le métalloïde
fragmentait la molécule et s'unissait aux radicaux
plus simples mis en liberté pour constituer, des
corps iodés stables et mieux définis.

III. — Mode d'action thérapeutique
des composés iodés. — Localisation de l'Iode.

C'est à l'ensemble de ces corps iodés provenant
de la dégradation de la molécule albuminoïde et

de l'union consécutive de ses diverses parties avec l'iode, qu'on a reconnu des propriétés thérapeutiques remarquables. A l'heure actuelle, toute autre forme d'administration de l'iode reste loin en arrière, sous les rapports de l'activité, de la faculté de localisation, de l'innocuité à haute dose et de la puissance d'action ; ces mélanges albuminoïdes iodés agissent comme l'iode de l'iodure de potassium ; mais, à dose minime, vingt fois moindre environ que celle des iodures, ils donnent des résultats identiques.

Il en résulte que, soit spécificité réelle, soit exiguïté des doses actives et prescrites, ces combinaisons iodées de nature albuminoïde ne provoquent, pour ainsi dire, jamais d'accidents d'iodisme.

Leur action spécifique sur certains organes, leur puissance de localisation, leur régularité d'élimination, ont été mises en relief dans une série de communications faites à la Société de Biologie de Paris par MM. H. Labbé et Lortat-Jacob.

Ces auteurs ont établi que l'ordre d'électivité des organes et des tissus pour l'iode était le suivant :

Rate, Reins, Ganglions, Foie, Poumons, etc...

C'est l'organe lymphoïde par excellence, la rate, qui est susceptible d'accumuler le plus d'iode dans le temps le plus court.

C'est, en même temps, le groupe des composés de nature albuminoïde dont l'Iodo-maïsine est le type, qui a le plus d'affinité pour la rate, le foie, les ganglions, c'est-à-dire tous les organes contenant des éléments lymphoïdes.

C'est l'Iodo-maïsine qui doit assumer le rôle thérapeutique d'exciter puissamment les fonctions lymphoïdes et de réveiller l'activité de la *lymphocytose*. C'est cette forme de l'iode qui convient particulièrement au cas de *toxi-infection*, lorsqu'il s'agit de faciliter la dépuration de l'organisme par les propres actes de sa phagocytose.

Quant à la toxicité de l'Iodo-maïsine, dérivé iodé albuminoïde, Lortat-Jacob et H. Labbé ont trouvé qu'elle était la plus faible de tous les composés d'iode actif. Notablement plus faible que celle de l'iodure de potassium et de l'iode métalloïdique lui-même, elle est telle que, pour tuer un homme de 60 kilos, il serait nécessaire de lui faire ingérer en une seule fois une dose fantastique de plus de 300 grammes d'Iodo-maïsine !

La conclusion clinique de ces recherches minutieuses, c'est que l'Iodo-maïsine représente le produit iodé actif à toxicité la plus faible.

L'Iodo-maïsine est le médicament de choix lorsqu'on veut administrer l'iode sous une forme rapide, relativement massive et peu toxique.

IV. — Action pharmacologique des composés iodés.

G. Pouchet et Chevalier, puis leur élève Tchayan, ont établi que, pour reproduire les actions pharmacodynamiques et spécifiques de l'iodure de potassium, les combinaisons iodées synthétiques devaient s'écarter le plus complètement possible des combinaisons albuminoïdes iodées dites *naturelles*. C'est ainsi que, si l'on fait agir à froid, avec des précautions particulières, une solution iodo-iodurée sur de l'albumine d'œuf, on obtient, après dialyse, un produit qui, introduit dans la circulation, rappelle les albuminoïdes iodées naturelles et présente la plupart des actions dangereuses qui sont le propre du suc thyroïdien.

Au point de vue pratique, il paraît résulter de ces expériences le rejet dans l'emploi clinique de toute combinaison iodée de nature albuminoïde trop « labile » et trop superficielle. Toute combinaison d'iode et d'albumine faite à froid, en particulier, doit être rejetée de la pratique thérapeutique, comme dangereuse. Toute combinaison dans laquelle le travail de fragmentation de la molécule albuminoïde sous l'influence de l'iode n'est pas suffisamment avancé ne peut être employé dans un but médical et curatif, sous peine d'aller à l'encontre des effets qu'on désire obtenir et d'intoxiquer dangereusement les malades. De pareilles combinaisons, comme le montrent Pouchet et Chevalier, sont extrêmement instables. Leur teneur en iode est des plus variables, et, au bout d'un nombre de jours assez restreint, elles deviennent inactives.

D'après les expériences qui précèdent, on ne saurait employer indifféremment dans la pratique médicamenteuse toutes les albumines iodées.

Le Dr Chabriez, dans son Mémoire sur l'Iodomaïsine et les composés iodés naturels (Thèse couronnée par la Faculté de Paris 1907), a déterminé les conditions de réaction de l'iode sur les albumines nécessaires pour arriver à des combinaisons thérapeutiques iodées, à la fois actives et inoffensives.

Il n'existe, d'après lui, qu'une catégorie de composés iodés de nature albuminoïde susceptibles de bons effets thérapeutiques. Ces composés sont les iodiques albuminoïdes, stables, obtenus par action directe de l'iode pure sur une albumine pure, et dont l'Iodo-maïsine est le type.

Pour obtenir, en effet, cette combinaison stable et active, il est nécessaire de partir d'une albumine génératrice bien définie, exempte des produits animaux dangereux qui les accompagnent d'ordinaire dans la chair musculaire.

Il est préférable de s'adresser à une albumine végétale ne contenant jamais de produits accessoires toxiques.

La combinaison de l'iode avec les molécules génératrices de l'albumine, ou la molécule même de cette albumine, doit être complète et s'effectuer sous l'influence de la chaleur.

Le procédé de préparation de ces combinaisons iodées doit permettre leur purification complète, et l'élimination finale de l'iode resté non combiné en excès.

Cet ensemble de circonstances nécessaires ou favorables est réalisé de point en point dans la préparation de l'Iodo-maïsine.

La maïsine, albumine génératrice de l'Iodo-maïsine, est une albumine végétale chimiquement pure, extraite du maïs par des procédés scientifiques minutieux.

L'iode, dans l'Iodo-maïsine, est combiné intégralement à la maïsine et à ses divers constituants moléculaires sous l'influence de la chaleur.

La réaction est complète et s'effectue régulièrement. La purification de l'Iodo-maïsine est rigoureuse, comme le montre sa teneur constante en iode, soit quarante pour cent.

Le produit ainsi obtenu est formé d'un mélange de combinaisons extrêmement actives. Il est soluble dans l'eau et non hygroscopique. Il est dépourvu de propriétés toxiques, même à dose élevée. Au surplus, le Dr Chabriez, s'inspirant des travaux récents de Henge, estime que la majeure partie de l'Iodo-maïsine est faite d'une combinaison iodée de nature albuminoïde, la *diiodotyrosine inactive*, identique à celle qui imprime à certaines plantes et spongiaires des propriétés thérapeutiques si connues. **L'Iodo-maïsine s'identifie donc avec les facteurs de la médication iodée naturelle.** C'est pourquoi, sur le terrain clinique, le Dr Chabriez attribue à l'Iodo-maïsine la plus grande activité thérapeutique jointe à une absence complète de toxicité.

L'Iodo-maïsine neutre et inoffensive, pour agir avec la plus grande activité, doit être amenée directement à l'intestin, qui est l'organe de choix pour l'absorption des médicaments. Les globules qui contiennent l'Iodo-maïsine enrobés par un procédé spécial et breveté traversent intacts l'estomac et viennent se dissoudre aisément et exclusivement dans l'intestin.

V.— Propriétés thérapeutiques et usages cliniques de l'Iodo-maïsine.

Lortat-Jacob et Henri Labbé se sont servis de l'Iodo-maïsine pour effectuer leurs recherches précises sur le métabolisme, la localisation, les processus de rétention et d'élimination de l'iode dans l'organisme.

C'est avec l'Iodo-maïsine qu'ont été mises en évidence la faible toxicité et la diffusibilité si avantageuse des composés iodés de nature albuminoïde.

Sur le terrain pratique, l'Iodo-maïsine compte de nombreux succès entre les mains des praticiens qui l'utilisent depuis son apparition. Dans maints services des hôpitaux de Paris, comme la clinique médicale de Laennec (Professeur Landouzy), la clinique de Saint-Antoine, la consultation externe de l'hôpital Laënnec (Dr Marcel Labbé), le service du Dr Troisier à l'hôpital Beaujon, les services de syphilitiques et de maladies cutanées du Dr de Beurmann à l'hôpital Saint-Louis, divers autres services de vénériens, etc., etc., l'Iodo-maïsine est employée comme succédané de l'iode et des iodures.

Dans tous les cas où elle a été utilisée, l'Iodo-maïsine s'est toujours montrée d'une tolérance parfaite et d'une grande activité. A des doses destinées à produire des effets massifs et qui sont dix fois plus élevées que les doses journalières usuelles, l'Iodo-maïsine n'a jamais provoqué d'accidents graves ou notables d'iodisme.

L'Iodo-maïsine est active à des doses n'excédant pas 6 à 8 centigrammes d'iode par jour. Ce sont des quantités au moins 20 fois plus faibles que celles que l'on prescrit d'ordinaire lorsqu'on administre les iodures alcalins.

A ces doses usuelles, l'Iodo-maïsine remplace tous les iodures et les iodiques dans leurs applications thérapeutiques sans avoir leurs inconvénients.

On connaît les bons résultats obtenus dans l'emphysème et l'asthme par la médication iodique. L'effet de l'Iodo-maïsine est remarquable dans ces affections. C'est un véritable spécifique de l'emphysème, dont il soulage rapidement les crises si pénibles. Le Dr Percepied, médecin du Mont-Dore, obtient, chez les asthmatiques et les emphysémateux, d'excellents résultats par l'emploi de l'Iodo-maïsine et n'a observé de signes d'iodisme chez aucun d'eux. Après la cure thermale, l'Iodo-maïsine doit être le médicament usuel des asthmatiques et des emphysémateux.

A l'exclusion de tout autre iodique, on. doit employer l'Iodo-maïsine dans toutes les affections où il se produit des réactions ganglionnaires. Comme l'ont montré les recherches du Dr Lortat-Jacob, la localisation de l'iode de l'Iodo-maïsine se fait d'une façon élective sur tous les organes à tissu lymphoïde. Il en résulte que l'Iodo-maïsine est extrêmement active, à faible dose, ce qui supprime les dangers d'emploi de l'iode en grande quantité contre les inflammations, les engorgements ganglionnaires tant des enfants que des adultes.

Dans le domaine de la syphilis, le rôle à jouer par une forme aussi active et aussi maniable de l'iode que l'est l'Iodo-maïsine est fort étendu.

A dose relativement faible, sans danger d'iodisme, l'Iodo-maïsine agit efficacement dans les phases et les complications de la syphilis où les iodiques sont employés, notamment dans les gommes, les ulcérations, les accidents secondaires et tertiaires de tout genre. Dans le service de syphilitiques du Dr de Beurmann, les résultats obtenus par M. Gougerot, interne des hôpitaux, ont été concluants à ce point de vue.

La spécificité de l'iode combiné dans le corps thyroïde humain dicte l'emploi de produits actifs tels que l'Iodo-maïsine dans les cas où les fonctions délicates et encore peu connues du corps thyroïde sont altérées ou abolies.

Dans le goître, des cas de diminution et même de résolution ont été observés avec l'Iodo-maïsine. C'est à la faculté d'assimilation et de localisation de l'iode apporté par l'Iodo-maïsine qu'il faut attribuer ce processus rapide d'amélioration ou de guérison.

Dans les sporotrichoses, ces curieuses affections cutanées étudiées par de Beurmann et Gougerot, si l'iode est le seul médicament héroïque, et la forme sous laquelle on l'administre est des plus importantes, l'Iodo-maïsine, en pratique, donne les résultats les plus rapides et les plus sûrs. D'après les auteurs que nous venons de citer, il se produit, sous l'influence de l'Iodo-maïsine, une régression rapide des lésions. Cet effet curatif s'obtient à bien plus faible dose qu'avec les iodures et l'on n'observe pas l'intolérance si fréquente des malades qui force à interrompre le traitement.

Tous les cas où l'action curative de l'Iodo-maïsine peuvent se manifester seraient trop longs à énumérer. Bornons-nous à signaler les effets résolutifs obtenus par la médication iodée chez les obèses. D'après le Dr Furet, médecin de Brides-les Bains, l'Iodo-maïsine, ordonnée à longue échéance après une cure d'obésité à Brides ou dans une de nos stations thermales appropriées, maintient les bons résultats obtenus par le traitement des eaux et rend la cure durable et définitive.

VI.— Posologie.

Les doses d'Iodo-maïsine à administrer sont variables suivant les effets qu'on veut obtenir. La dose moyenne est de 6 à 8 globules par jour. Pour la prescription, le médecin doit se baser sur le fait que l'iode de l'Iodo-maïsine est environ vingt fois plus actif que l'iode des iodures métalliques.

En s'inspirant de cette équivalence, nous donnons, d'autre part, la posologie de l'Iodo-maïsine dans quelques affections où son emploi est indiqué à l'exclusion de tout autre iodique.

VII. — Formulaire.

L'Iodo-maïsine se prend de préférence en globules qui présentent l'avantage de ne mettre le médicament en liberté que dans l'intestin. Les médecins qui le préfèrent peuvent cependant le prescrire en gouttes.

Les globules d'Iodo-maïsine sont dosés exactement à 1 centigramme d'iode physiologique actif, ce qui rend leur emploi extrêmement commode.

Les gouttes d'Iodo-maïsine sont dosées de telle sorte que 5 gouttes équivalent à 1 centigramme d'iode combiné.

L'Iodo-maïsine est préparée aussi en solutions stérilisées contenues dans des ampoules qui permettent les injections hypodermiques. Ces injections sont inoffensives et indolores. Leur contenu se résorbe intégralement.

POSOLOGIE
DE L'IODO-MAÏSINE

Accidents secondaires.......... .... (Voir syphilis).
— tertiaires............... (Voir syphilis).
Actinomycose.... .... 10 à 20 glob. p.
Affections pulmonaires........... 8 à 12 — —
Angio-sclérose.................... 6 à 10 — —
Artério-sclérose............... .. 6 à 10 — —
Arthropathies............... .. 8 à 25 — —
Asthme.................... 6 à 12 — —
Crétinisme............... .... 6 à 12 — —
Convalescence .... 6 à 8 — —
Emphysème.................... ... 6 à 15 — —
Engorgements ganglionnaires...... 5 à 20 — —
Goutte....................... 8 à 12 — —
Lymphadénomes... .... 10 à 20 — —
Maladies nerveuses.............. 6 à 12 — —
Maladies toxi-infectieuses.......... 6 à 12 — —
Méningite tuberculeuse........... 5 à 10 — —
Menstruation .... 6 à 12 — —
Obésité.................... 6 à 15 — —
Paralysie générale............... 6 à 20 — —
Rhumatisme.................... 6 à 15 — —
Scrofule.............. ...... 6 à 20 — —
Sporotrichoses................... 10 à 30 — —
Syphilis................. 10 à 50 et au-dessus
Tabès.................... 10 à 20 —
Tuberculose. .... 5 à 10 —

BIBLIOGRAPHIE RÉSUMÉE

des composés organiques
de l'Iode et de l'Iodo-Maïsine.

Bardet. — Société de thérapeutique, nov. 1905.

Baumann. — Zeitschr. f. phys. Chem., XXI ; 1896, p. 421.

.**Bezançon et M. Labbé.** — C. R. Société de biologie.

Blum. — Arch. f. gesammt. Physiolog., 1899.

Boinet. — Gaz. hebd. Médec., XXX, p. 422.

Boulaire. — Les composés iodés organiques. Thèse Faculté de Paris, 1906.

Bourcet. — L'iode dans l'organisme. Thèse Faculté de Paris, 1900.

     —   — C. R. Acad. des sciences, 1899.

‘‘ **Bulletin** ’’ de la Société de thérapeutique, déc. 1905.

Chabriez. — Thèse Faculté de Paris, 1907.

Chevalier. — Société de thérapeutique, séance novembre 1905.

Coindet. — Ann. Ch. phys., XV, 1820, p. 49.

De Beurmann et Gougerot. — Bull. Soc. Derm., 1906.

     —   —   Ann. de Derm., 1906. août et sept. 1907.

     —   —   Presse méd., juill. 1907.

De Cyon et Oswald. — Arch. f. gesammt. Physiol., 1902.

Donard et Henri Labbé. — C. R. Ac. des sciences, 1902.

     —   —   — 1903.

Duroy. — Académie de médecine, 1853.

Gallard. — C. R. Acad. des sciences, 1899.

Gautier. — C. R. Acad. des sciences, 1899.

Gley et Bourcet. — C. R. Acad. des sciences, 1900.

Gilbert. — C. R. Acad. des sciences, 1900.

Guillermond et Socquet. — Journal pharm. et chim. (3) XXVI.

Henge. — Zeitschr. f. phys. Chem., avril 1907.

Hofmeister. — H. Seyler's Zeitschr. f. phy. Chem. XXIV, p. 159.

H. Labbé et Chabriez. — C. R. S. de biol.; 1907.

M. Labbé et Lortat-Jacob. — C.R.S. de biol.; 1903-04.

—   —   —   —

—   —   —   —

—   —   —   —

Lafay. — Les huiles iodées, Paris, 1904.

Lepinois. — J. pharmac. et chim, 1896, p. 203.

Liebreich. — Bericht. d. chem. Gesell., 1897, p. 1824. Central. bl. f. medicin. Wissench., 1898, p. 274.

Lindet et Hamman. — C. R. Acad. des sciences, juillet 1907.

Lortat-Jacob. — L'iode et les moyens de défense de l'organisme, Thèse Faculté de Paris, 1903.

Lortat-Jacob et H. Labbé. — (Recherches in thèse Faculté de Paris, *loco citato*).

—   —   C. R. S. de biol., nov. 1906.

—   —   —   —

"**Le Médecin**", janvier 1906.

Mossé et Neuberg. — Zeit. phys. Chem., XXXVII, p. 427.

Moussu. — C. R. Soc. de biol., mars 1899.

Moussu et Charrin. — C. R. Soc. de biol., juill. 1898.

"**Nature**", 1904.

"**Normandie médicale**", février 1906.

Oswald. — Beitrage zur chem.-physiol. und pathol., III, pp. 391, 416, 514, 521.

Personne. — Mémoire sur l'huile iodée. Paris, 1852.

Pillement. — Thèse Faculté de Nancy, 1902.

Pouchet. — C. R. Acad. de méd., 26 déc. 1905.

Pouchet. — L'iode et les iodiques. Paris, 1906.

Pouchet et Chevalier. — C. R. Ac. de méd., 1906.

Schimdt. — Zeit. f. phys. Chimie, XXXIV, p. 194; XXXV, p. 386; XXXVI, p. 343, 350.

Tchayan. — Les dérivés organiques de l'iode, Thèse Faculté de Paris, 1906.

Vaubel et Blum. — Centralbl. f. med. Wissensch., 1895, p. 386; Munchen. medic. Woch., 1898, p. 167.

Poitiers. — Imp. BLAIS et ROY.

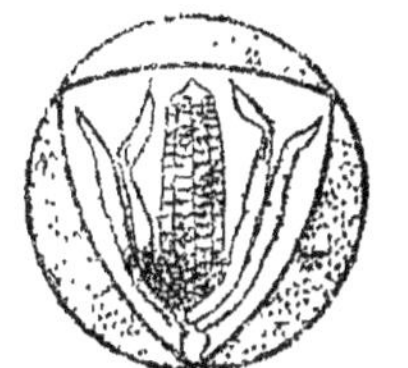